团　体　标　准

T/CMAM ZH1—2023

银质针技术操作规范

2023-11-17 发布　　2023-12-17 实施

中国民族医药学会　发布

图书在版编目（CIP）数据

银质针技术操作规范 / 中国民族医药学会编著 . —北京：中医古籍出版社，2024.5（2025.8 重印）
ISBN 978-7-5152-2839-6

Ⅰ . ①银… Ⅱ . ①中… Ⅲ . ①针刺疗法—技术操作规程 Ⅳ . ① R245.3-65

中国国家版本馆 CIP 数据核字（2024）第 090349 号

银质针技术操作规范
中国民族医药学会　编著

策划编辑　张　磊
责任编辑　于　佳
封面设计　艺点锦秀
出版发行　中医古籍出版社
社　　址　北京市东城区东直门内南小街 16 号（100700）
电　　话　010-64089446（总编室）010-64002949（发行部）
网　　址　www.zhongyiguji.com.cn
印　　刷　北京中献拓方科技发展有限公司
开　　本　880mm×1230mm　1/16
印　　张　2.5
字　　数　67 千字
版　　次　2024 年 5 月第 1 版　2025 年 8 月第 2 次印刷
书　　号　ISBN 978-7-5152-2839-6
定　　价　36.00 元

目　次

引　言

中国民族医药源远流长，特色疗法的发掘、整理、规范具有重要的临床价值。银质针是由古“九针”中的“大针”和“长针”演变而来。银质针疗法最早流传于民间中医伤科，后原上海静安区中心医院骨科专家宣蛰人医师在其所开创的软组织松解手术基础上，创新性地发展出一种新型的现代针刺疗法，对临床中顽固性的各类颈腰腿软组织疼痛具有明确、有效的治疗作用。2004 年“银质针疗法”收录于中华医学会编著的《临床技术操作规范疼痛学分册》，2015 年被国家卫生健康委员会列入疼痛科关键技术。

故此，由中国民族医药学会疑难病分会、中国民间中医医药研究开发协会宣蛰人银质针疗法专业委员会牵头组织编制了《银质针技术操作规范》（以下简称《规范》），目的在于使银质针疗法在临床操作及应用中更加规范、更加安全、更加高效，为技术培训提供具体规范要求，便于更广泛地推广应用，发挥其优势作用。

本《规范》得到中国民族医药学会的高度重视和支持。中国民族医药学会标准化技术工作指导组、疑难病分会工作组的各位成员对此付出了辛勤劳动，特邀审定专家以及许多同行专家对本《规范》提出了宝贵意见，对此，谨致以诚挚敬意和衷心感谢。

本《规范》为首次发布，基于本疗法在系统科学研究方面尚有局限性，如有不妥之处，望大家在使用过程中及时提出反馈意见，以便今后修订完善。

前　言

本《规范》参照 GB/T 1.1—2020《标准化工作导则第一部分：标准化文件的结构和起草规则》的规定起草。

请注意本《规范》中的某些内容可能涉及专利。本《规范》的发布机构不承担识别专利的责任。

本《规范》由中国民族医药学会提出并发布。

本《规范》的管理单位为中国民族医药学会标准化技术委员会。

本《规范》起草单位：中国民族医药学会疑难病分会、中国民间中医医药研究开发协会宣蛰人银质针疗法专业委员会、辽宁中医药大学针灸推拿学院、上海中医药大学针灸推拿学院、浙江中医药大学第三临床医学院、福建省立医院、江西中医药大学附属医院、南昌大学第四附属医院、青海省人民医院、上海市光华中西医结合医院、云南省第三人民医院、南京八三医院、山东省医学科学院颈肩腰腿痛医院、陕西省咸阳市中心医院、河南省安阳市第六人民医院、安徽省芜湖市中医医院、杭州市临平区中医院、新疆阜康市中医医院、湖北省咸宁麻塘中医医院 、安庆市莲花骨伤门诊部、天津市武清区东蒲洼街卫生院等。

本《规范》主要起草人：汪忠、董宝强、王鸿、赵毅、胡忠根、董宏然、宣佳平、段为民、王震生、刘荣国、刘春山、陈南萍、付勇、贾文义、郭上士、唐强、朱雄心、孙玉亮、刘彦庆、刘祥荣、程少丹、王刚、王善德、孙青松、杨宏、镇方寿、秦元。

本《规范》审定人员：中国民族医药学会标准化相关专家：雷仲民；中国民族医药学会标准化工作指导组成员：许志仁、梁峻、刘颂阳、侯玉杰；特邀审定专家：董福慧、吴中朝、赵京生、赵吉平等。

本《规范》为首次发布。

团　体　标　准

T/CMAM ZH1—2023

银质针技术操作规范

2023-11-17 发布　　2023-12-17 实施

中国民族医药学会　发布

银质针技术操作规范

1 范围

本标准规定了银质针技术的术语和定义、操作步骤与要求、注意事项、禁忌和质量控制要求。

本标准适用于银质针技术操作。

2 规范性引用文件

下列文件对于本《规范》的应用是必不可少的。凡是注日期的引用文件，仅注日期的版本适用于本《规范》。凡是不注日期的引用文件，其最新版本（包括所有的修改单）适用于本《规范》。

GB/T 1.1 标准化工作导则 第 1 部分：标准的结构和编写

GB/T 20001.1 标准编写规则 第 1 部分

GB 15810 一次性无菌注射器 3 常用器具及基本操作方法

GB 15811 一次性使用无菌注射针

GB 15981 消毒与灭菌效果的评价方法与标准

GB 15982 医院消毒卫生标准

GB 19083 医用防护口罩技术要求

WS/T 313 医务人员手卫生规范

YY 0469 医用外科口罩

中华人民共和国药典

3 术语和定义

下列术语和定义适用于本《规范》。

3.1 银质针疗法 silver needle therapy

全称是温热密集型压痛点银质针针刺疗法。特点是在病变软组织的压痛点上采用银质针密集针刺并辅以加热，将针刺效应与热疗效应相结合，达到“去痛致松，以松治痛”的目的，主要用以治疗慢性顽固性软组织损害性疼痛及其相关疾病。

3.2 银质针 silver needle

是由 80% 以上的白银加合金拉丝制成的银质针灸针。最常用的银质针的规格为Ⅲ号，直径约 1.1 mm，长 10 cm ～ 24 cm。针由针尾、针柄、针身和针头组成，针身长而粗，针头尖而不锐，其刺入软组织中可起到钝性分离作用，且不易损伤神经血管；针身较软，可对深层软组织病变部位进行针刺，不会被肌肉的过度收缩而折断，同时又具有良好的导热功能。

3.3 压痛点 tenderness point

是指损害的软组织（主要指骨骼肌、筋膜等）在骨骼附着处有规律的高度敏感的压痛点，在其上按压会立即引出局限性剧烈的压痛，与局部的主诉痛相符合。通常人体某个疼痛部位都是由一群有规律的压痛点组成，它们由点成“线”、由线成“面”、由面成“体”，构成一个立体的致痛区域。

4 常用器具和基本操作方法

4.1 操作前的准备

4.1.1 器具准备

根据病情需要和操作部位，选择消毒包装好的适宜型号的银质针（银质针型号见附录 B）。注意所选针具应光滑、无锈蚀、针尖尖而不锐、无卷刃，符合 GB 15811 的相关要求。

4.1.2 针刺部位选择及定点

4.1.2.1 银质针布针思路和常见进针点图示见附录 A。

4.1.2.2 根据查体及系统压痛点检查确定软组织损害的特定部位，视肌肉或其他软组织骨骼附着处的面积和无菌性炎症病变范围的大小，选择正确的深浅层压痛点（区），并在其体表皮肤上标记。

4.1.3 体位选择

根据病情、治疗部位及实际情况，选择医生操作方便、患者适宜的体位。通常选择仰卧位、俯卧位或侧卧位。

4.1.4 环境要求

治疗室应相对独立，每日进行紫外线消毒或臭氧消毒。

4.1.5 消毒

4.1.5.1 器械消毒

可选择适当的消毒或灭菌方法，应达到国家规定的医疗用品卫生标准以及消毒与灭菌标准。

4.1.5.2 部位消毒

用无菌棉球或纱布块蘸取适量 0.5% 的碘伏在施术部位由中心向外螺旋形消毒；也可用 2% 碘酒擦拭，再用 75% 的乙醇脱碘。消毒范围需超过施术范围的一倍。

4.1.5.3 施术者消毒

医生术中戴一次性口罩、手术帽，双手清洗干净后戴无菌手套。

4.2 麻醉

在每一个进针点用 0.25% ～ 0.5% 的利多卡因注射液做皮内注射，形成直径约 1 cm 大小的皮丘。针对体弱尤其是耐受较差者可酌情使用少量 0.25% ～ 0.5% 的利多卡因行深层浸润麻醉，以减轻过于强烈的针感。

4.3 施术方法

4.3.1 持针法

4.3.1.1 三指持针法

双手拇、示、中指末端分别上下捏住或抵正针身（一手离针尖 2 ～ 3 cm 处，另一手在其上方，尽量不要在针身和针柄接合处）。注意不要持针过紧或致针身产生 S 状变形。

4.3.1.2 两指持针法

双手的中、环、小指先握紧成拳使其不再干扰针身，然后应用双手的拇、示两指之末节螺面在针身上下两处各自相对地捏住针身。

4.3.2 进针法

4.3.2.1 直刺法

针身与皮肤表面垂直刺入。

4.3.2.2 斜刺法

针刺入皮肤后将针身与皮肤表面约呈 45 度向压痛点分布区倾斜刺入。

4.3.2.3 平刺法

针刺进皮肤后将针身与皮肤表面约呈 15 度或沿皮以更小的角度向压痛点分布区刺入。

4.3.2.4 钻刺法

遇筋膜变性严重者，可双手配合左右快速旋转银质针结合使劲下压（连旋带压），方能刺穿这一变性严重的筋膜。

4.3.3 行针法

4.3.3.1 小幅度提插法：当银质针针刺到病灶骨膜附着处，为寻找出最强针感，需不断将针身小幅度向周边骨骼上刺探提插。

4.3.3.2 骨膜下刺法：选择远离病灶区的软组织薄弱区部位，先做进入皮肤、肌肉、筋膜的直刺，抵达骨骼后再做斜刺，将针头沿骨凹面的炎性骨膜下继续推进而直达病灶区。

4.3.4 温针法

银质针针刺完毕，在针间皮肤空隙处垫上足够厚的阻燃布垫，以确保皮肤不受艾球燃烧时的辐射热灼痛或灼伤。将准备好的艾球（用优质软方纸包裹适量艾绒捻成直径约 2 cm 的艾球）或剪好的艾段或成品的无烟艾段，安装在银质针的针尾上，然后点燃，严密观察，注意避免烧伤，过热时及时用准备好的冷水在针身上少量喷洒降温。

4.3.5 出针

用干棉球按住针眼皮肤，做反刺入方向快速出针，用棉球按压住针口止血，术毕。

4.3.6 术后处理

4.3.6.1 术后，针眼用碘伏棉球消毒。嘱患者保持针眼处清洁，24 小时不与水或不洁物接触，避免感染。特殊易污染区域，如踝关节宜用无菌敷料包扎 2 ～ 3 天。

4.3.6.2 术后一般均能自行活动，但如臀旁侧、臀后侧针后可出现活动无力，医护人员可助其活动 10 次，然后下床行走 10 分钟，无力症状可明显缓解，3 天后自然消失。

4.3.6.3 术后出现局部不适或疼痛等属正常针刺反应。极少数患者针数过多可能出现轻度体温升高的现象，不做特殊处理。

4.3.6.4 数日后针眼处皮肤可发痒，忌用指甲搔抓，以免发生皮肤感染。如局部皮肤出现微红灼热，属于正常现象。如果出现小水泡，无需处理，可自行吸收。如水泡较大，可用无菌针刺破，挤净液体，盖上无菌纱布，保持干燥，避免感染。

5 银质针疗法的适应证及疗程

5.1 银质针疗法的适应证

5.1.1 软组织损害所致急慢性头、面、枕、颈、背、肩、臂、肘、腕、腰、骶、臀、腿、膝、踝痛。

5.1.2 颈椎病、肩周炎、肱骨外上髁炎、腰椎间盘突出症、腰椎椎管狭窄症、腰椎术后疼痛综合征、强直性脊柱炎、骨性关节炎、跟痛症、踝管综合征、纤维肌痛综合征等。

5.2 银质针疗法的疗程及间隔时间

同一病灶区域两次针刺治疗的间隔时间为 5 ～ 7 天，不同病灶区域的针刺治疗时间视患者的身体耐受情况而定，可不受时间限制。完成各个病灶区治疗为 1 个疗程，一般需 2 ～ 3 个疗程，疗程之间可间隔半个月至两个月。

6 常见病银质针治疗操作技术

6.1 腰痛（腰肌劳损）

6.1.1 概述

有长期腰痛史，反复发作。一侧或两侧腰骶部酸痛不适。时轻时重，绵绵不愈。劳累后加重，休息后减轻。本病根据：中华人民共和国中医药行业标准—中医病证诊断疗效标准 ZY/T 001.1–94。

6.1.2 治则治法

以松治痛，温经通络。

6.1.3 操作方法

6.1.3.1 腰骶后部（见附录 A 图 1）：选择俯卧位，在该处均可查得压痛点群。然后在髂后上棘最明显骨性凸起部位处定点，然后沿髂后上棘内上缘—髂嵴外段—骶髂关节内侧缘止于骶4水平的皮肤区域，标记成相应的针距约为2 cm的一下排弧形进针点群的记号。在外排两进针点中间上方距外排进针点群2～3 cm处定点，形成上排进针点群，并做出标记，再用碘伏常规消毒。在每一个进针点用0.25%～0.5%的利多卡因注射液做皮内注射，形成直径约0.5 cm的皮丘。取3号银质针先沿弧形中段的髂后上棘内上缘骶棘肌附着处直刺抵骶骨背面外上部；再沿弧形下段的骶髂关节内侧缘贯穿此肌附着处直抵骶骨背面外侧部；后沿腰三角区外侧的部分髂嵴贯穿腹肌等附着处，所有针均留针。上排进针点针由后上方（或后内方）向前下方（或前外方）做约45度斜刺，抵髂后上棘内上缘、骶髂关节内侧缘或髂嵴的肌附着处后须分别沿骨面改行向前下方深入约1.5 cm的骨膜下刺，治疗时可单侧也可双侧同时进行。

6.1.3.2　腰椎棘突—椎板—后关节—骶骨背面（见附录A图2—8）：选择俯卧位，在其上可寻找到敏感的压痛点群，然后在棘突（或骶中嵴）旁连线上定点，针距2 cm，为内排进针点群。在内排的外侧定出横向针距为2.5～3 cm和纵向针距约为2 cm的外排进针点群（外排进针点定在两内排进针点中间），并做出标记，再用碘伏常规消毒。在每一个进针点用0.25%～0.5%的利多卡因注射液做皮内注射，形成直径约0.5 cm的皮丘。取3号银质针在内排先刺至腰椎棘突旁骨面，然后沿棘突旁骨面向下直刺至棘突根部，再小幅度向上、下、外提插到椎板，寻找最敏感点，注意不要落空。外排针刺以内排针为参照，将针向前内方斜刺到棘突与椎板交界处或骶中嵴与背面交界处，再向外偏上方做小幅度提插至后关节外侧或骶骨背面外侧，所有针均留针。

6.1.3.3　在针间皮肤空隙处垫上足够厚的阻燃布垫，将准备好的艾球或剪好的艾段或成品的无烟艾段，安装在银质针的针尾上，然后点燃，严密观察，直至冷却后出针。

6.2　膝关节痛（髌下脂肪垫损伤）

6.2.1　概述

有外伤、劳损或膝部受凉病史。常见于运动员及膝关节运动较多者，其中以女性为多。膝关节疼痛，下楼梯为甚，膝过伸位疼痛加重，髌下脂肪垫压痛明显，膝过伸试验阳性，髌腱松弛压痛试验阳性。本病根据：中华人民共和国中医药行业标准—中医病证诊断疗效标准ZY/T 001.1–94。

6.2.2　治则治法

松解粘连，温经止痛。

6.2.3　操作方法

选择仰卧位。在髌尖下可查得明显的压痛点群。可在髌尖粗面的边缘附着处下约1 cm部位，做出相应的针距约为1 cm成弧形向上开口的进针点群（16～20个点），并做出标记。用碘伏常规消毒。在每一个进针点用0.25%～0.5%的利多卡因注射液做皮内注射，形成直径约0.5 cm的皮丘，可取3号银质针沿髌骨下缘的进针点自前下方向后上方做斜刺，均以髌下脂肪垫髌尖粗面附着处为中心刺入直至粗面下缘，形成扇面状围刺。针刺完毕，在针间皮肤空隙处垫上足够厚的阻燃布垫，将准备好的艾球或剪好的艾段或成品的无烟艾段，安装在银质针的针尾上，然后点燃，严密观察，直至冷却后出针。

7　注意事项

7.1　银质针治疗前，应与患者充分沟通，充分说明各种注意事项以及术后可能出现的反应和意外并得到患者的理解。

7.2　患者精神紧张、饥饿时、劳累后均不宜实施本法。

7.3　对高血压、糖尿病、心脏病患者，须经服药控制病情稳定后谨慎施术。

7.4　妇女月经期，暂停大腿根部和耻骨联合处的治疗。

7.5　妊娠期妇女或产后均不宜使用本法。

7.6 晕针的预防及处理方法，见附录C。

7.7 断针的预防及处理方法，见附录C。

7.8 出血的预防及处理方法，见附录C。

7.9 感染的预防，见附录C。

8 禁忌证

8.1 严重心脑血管病、多器官衰竭者。

8.2 血友病或严重凝血功能障碍者。

8.3 施术部位局部皮肤感染或者皮肤破溃者。

8.4 有精神障碍或不能配合者。

9 对施术者的要求

9.1 银质针疗法，应在具备资质的医疗机构内开展，并由有相应资质的医生实施。

9.2 施术者应经过规范化的专业培训，并取得培训合格证。

9.3 操作时，选用的针具，必须符合本《规范》的要求。

团　体　标　准

T/CMAM ZH1—2023

附录 A（资料性附录）
银质针布针思路和常用治疗部位进针点图示

2023-11-17 发布　　　2023-12-17 实施

中国民族医药学会　发布

附录 A（资料性附录）
银质针布针思路和常用治疗部位进针点图示

A.1 银质针疗法布针思路

A.1.1 详细询问病史，并经过严格查体（包括相关功能检查和压痛点检查），分清软组织损害产生的原发、继发部位。

A.1.2 银质针疗法的治疗原则：先治原发，再治继发。

A.1.3 在损害性疼痛的特定部位，视肌肉或其他软组织骨骼附着处的面积和无菌性炎症病变范围的大小，选择多个进针点群，并标记之。每次进针点数及针间距离可在评估软组织损害的范围、变性程度及患者的耐受力后灵活选择。

A.2 进针点图示

A.2.1 腰骶后部

起自腰三角区外段，为骶棘肌下端附着处。

A.2.1.1 体位

俯卧位，可在腹部垫枕至舒适体位。

A.2.1.2 定点方法

在髂后上棘最明显骨性凸起部位处定点，然后沿髂后上棘内上缘—髂嵴外段—骶髂关节内侧缘止于骶 4 水平的皮肤区域，标记成相应的针距约为 2 cm 的一下排弧形进针点群的记号。在外排两进针点中间上方距外排进针点群 2 ～ 3 cm 处定点，形成上排进针点群。（图 1）

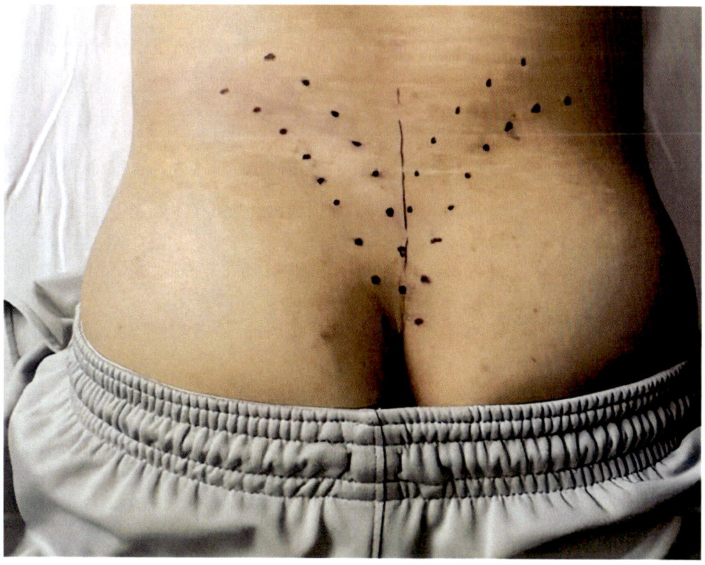

图 1

A.2.1.3 针刺操作

下排进针点均系直刺，先沿弧形中段的髂后上棘内上缘骶棘肌附着处直抵骶骨背面外上部；再沿弧形下段的骶髂关节内侧缘贯穿此肌附着处直抵骶骨背面外侧部；后沿腰三角区外侧的部分髂嵴贯穿腹肌等附着处。上排进针点针由后上方（或后内方）向前下方（或前外方）做斜刺，抵髂后上棘内上缘、骶髂关节内侧缘或髂嵴的肌附着处后须分别沿骨面改行向前下方深入约 1.5cm 的骨膜下刺，治疗时可单侧也可双侧同时进行。

A.2.2 臀旁侧

为部分阔筋膜张肌、整个臀小肌、部分臀中肌在髂翼外面旁侧附着处。

A.2.2.1 体位

患者侧卧位，针刺侧朝上，腿屈曲向前，两腿间垫一薄枕，尽量使患者保持稳定舒适的体位。

A.2.2.2 定点方法

在股骨大粗隆顶端上缘定点①，然后做出同一水平一排，向上 5 ～ 6 排的横向进针点群，其上下左右针距各约为 2 cm，但横向的每个进针点均应选在上下两排的两个邻近进针点之间。另于髂前上棘外侧后约 1 cm 定点②，于髂嵴最高缘外侧下约 0.5 cm 定点③，在髋臀交界处上下部均匀定点④、⑤，在股骨臀肌粗隆臀大肌下外端附着处定一点，即点⑥。（图 2）

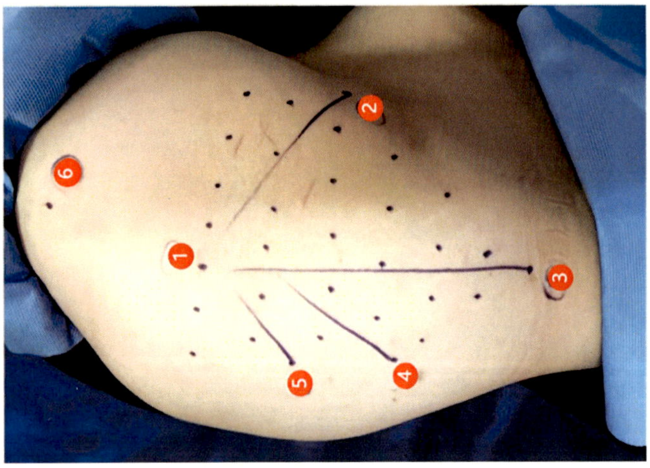

图 2

A.2.2.3 针刺操作

先在点①做直刺达骨面，行小幅度提插。同排各点均直刺或斜刺至髋臼上、前、后方之间病变软组织附着处，其余诸排进针点针刺向髂翼外骨面均为直刺或斜刺，行小幅度提插法。点②、③、④、⑤以 1 号长银质针分别直刺或斜刺到骨面后向髋臼上、前、后方做骨膜下刺。⑥点针刺时完全贯穿股骨臀肌粗隆臀大肌下外端附着处。

A.2.3 大腿根部

为股内收肌群和闭孔外肌在耻骨上支—耻骨结节—耻骨下支附着处。

A.2.3.1 耻骨结节及耻骨上、下支的针刺定点

A.2.3.1.1 体位

患者仰卧位，暴露大腿根部。

A.2.3.1.2 定点方法

耻骨结节最高点定点①，同一水平方向向外摸到股动脉搏动处或稍内侧，在此处定点②，以点①、②连线为底边向下构成一等边三角形，其顶点为点③，在等边三角形的中心定点④。如患者耻骨较宽大，可于点①外下定 1 ～ 2 点，耻骨下支处再定 1 ～ 2 点。另于髂前上棘骨缘下定点⑤。如髂翼外三肌已做针刺治疗，点⑤可以省略。（图 3）

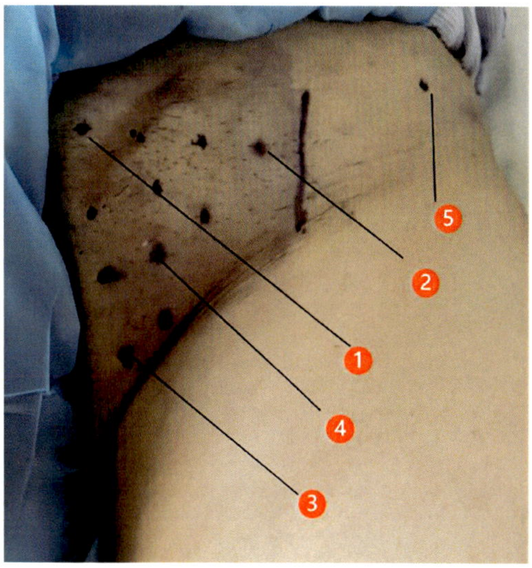

图 3

A.2.3.1.3　针刺操作

先于点①进针直刺至耻骨结节骨面，在耻骨结节上做小幅度提插，然后自耻骨结节最高点向外下做骨膜下刺至耻骨上支近端骨面。点②针刺破皮肤后通过股动脉前方的皮下组织针对点①由外前方向内后方斜刺至耻骨上支近端的前方骨面后，再向外作小幅度提插到较远的耻骨上支前方骨面。点③针向内上斜刺到点①所在骨面后向外下小幅度提插到耻骨结节外下方的骨面处，再向内下方做骨膜下刺。点④针刺到耻骨下支近段的外侧骨面后转向其远段的耻骨下支的外侧骨面做较广泛的骨膜下刺。点⑤针沿髂前上棘直刺髂翼外面下端臀小肌深层附着处探查有无无菌性炎症病变。

A.2.3.2　坐骨结节、坐骨支的针刺定点

A.2.3.2.1　体位

仰卧位，屈髋屈膝，外展大腿。

A.2.3.2.2　定点方法

在大腿根部后段坐骨支和坐骨结节的肌骨骼附着处，做出相应的针距约为 1 cm 的 6 ～ 8 个进针点群。(图 4)

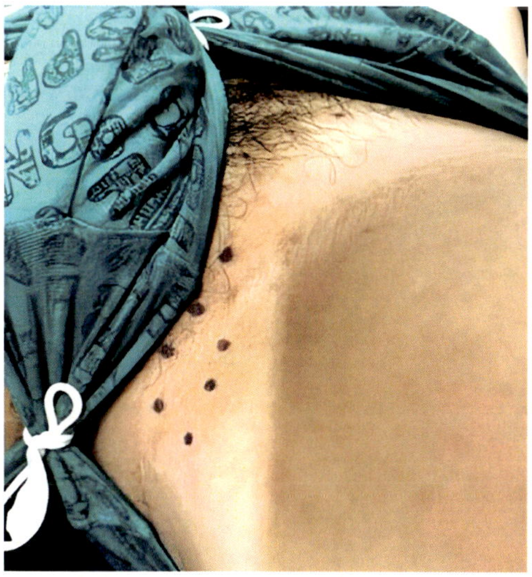

图 4

A.2.3.2.3 针刺操作

所有针直刺到骨面后，先行小幅度提插，再沿坐骨支和坐骨结节的外侧骨面分别做斜刺或由内向外的骨膜下刺。

A.2.4 臀内侧

臀大肌的骶髂关节、髂翼外面内侧和骶骨末端背面附着处。

A.2.4.1 体位

俯卧位，如不能平卧者可以在腹部垫枕或选择患侧朝上的侧卧位。

A.2.4.2 定点方法

自髂后上棘外缘—髂后下棘外缘—骶骨末端背面（接近尾骨）做内外两排偏弧形向外下方向开口的进针点群。针距约 2 cm，排距约 2 cm，外排进针点与内排进针点中间点互补。（图 5）

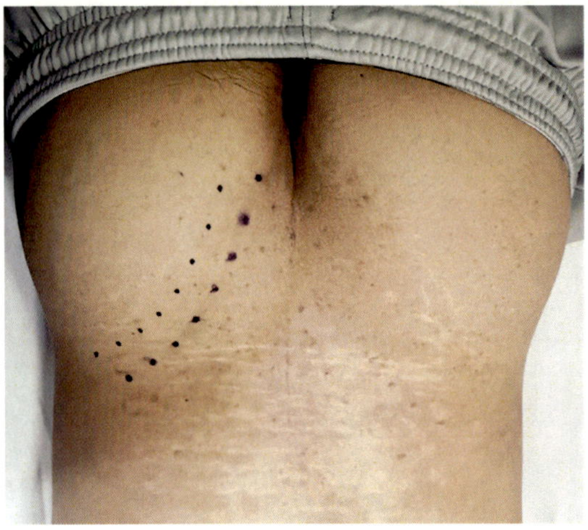

图 5

A.2.4.3 针刺操作

先各做自髂后上棘外侧部沿骶髂关节外侧缘至骶骨末端背面的直刺，再做由内向外沿各自骨面的骨膜下刺。

A.2.5 臀后侧—坐骨切迹

臀中肌附着处。

A.2.5.1 体位

俯卧位。

A.2.5.2 定点方法

自髂嵴后缘下约 0.5 cm 开始定一排弧形进针点，针距约 1 cm，然后向下定排距约 2 cm 的两排进针点群。最后在臀中肌位于坐骨大切迹后缘的压痛点上定出 3 ～ 6 个进针点。（图 6）

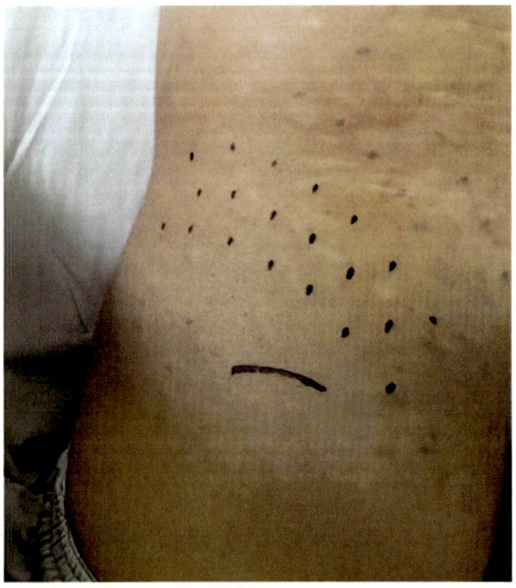

图 6

A.2.5.3 针刺操作

上两排进针针尖直刺骨面后小幅度提插找到最敏感点，然后调整针体方向向坐骨切迹后缘做骨膜下刺，下排进针点均针对坐骨切迹后缘前下方进行斜刺。最下一排的针应先向上前方斜刺到坐骨大切迹后上方髂翼外面的骨骼后，再沿骨面向下小幅度提插到坐骨大切迹的后缘改作骨膜下刺并刺准中缘，直至完全贯穿其前方骨膜为止，切勿继续深入。

A.2.6　髂翼外旁侧前半部

阔筋膜张肌和部分臀小肌附着处。

A.2.6.1　体位

取仰卧位。

A.2.6.2　定点方法

沿髂翼外旁侧前 1/2 部位的区域根据压痛点定出纵向针距约 2 cm 的进针点群。（图 7）

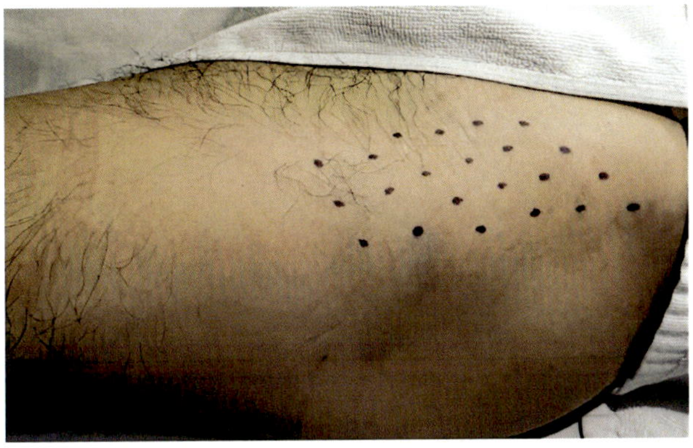

图 7

A.2.6.3　针刺操作

进针后寻找最强针感行直刺、斜刺或骨膜下刺。

A.2.7　腰椎棘突—椎板—后关节—骶骨背面

腰部多裂肌、回旋肌等腰部深层肌附着处。

A.2.7.1　体位

取俯卧位。

A.2.7.2　定点方法

在棘突（或骶中嵴）旁连线上定点，针距 2 cm，为内排进针点群。在内排的外侧定出横向针距为 2.5 ～ 3 cm 和纵向针距约为 2 cm 的外排进针点群（外排进针点定在两内排进针点中间）。（图 8）

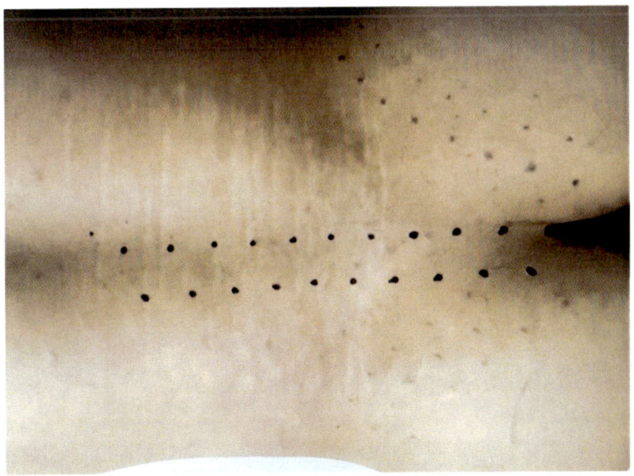

图 8

A.2.7.3　针刺操作

内排针先刺至腰椎棘突旁骨面，然后沿棘突旁骨面向下直刺至棘突根部，再小幅度向上、下、外提插到椎板，寻找最敏感点，注意不要落空。外排针刺以内排针为参照，将针向前内方斜刺到棘突与椎板交界处或骶中嵴与背面交界处，再向外偏上方作小幅度提插至后关节外侧或骶骨背面外侧。

A.2.8　髂嵴

腹肌附着处。

A.2.8.1　体位

患者侧卧位。

A.2.8.2　定点方法

在髂前上棘到髂嵴的髂骨边缘，紧贴髂骨外缘定点，针距约 1 cm。此处骨缘较薄，一般只采取单排定点。（图 9）

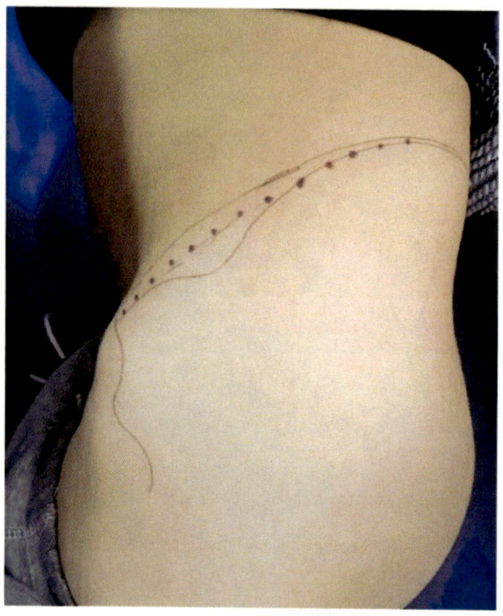

图 9

A.2.8.3　针刺操作

将针垂直皮肤刺至髂骨外侧骨面，循骨面向髂骨边缘做小幅度提插，并做贯穿髂骨边缘的骨膜下刺。

A.2.9　耻骨联合上缘

腹直肌和棱椎肌附着处。

A.2.9.1　体位

仰卧位，排空膀胱。

A.2.9.2　定点方法

自两侧耻骨结节联接线上缘作出相应的的一排针距约为 1 cm 的横向稍偏弧形的进针点群。（图 10）

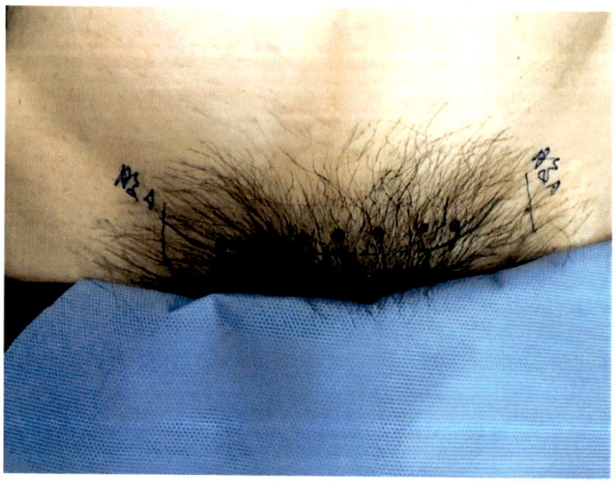

图 10

A.2.9.3　针刺操作

所有针均做直刺贯穿耻骨联合上缘肌着处。不宜过深，以免刺入盆腔损伤盆腔脏器。

A.2.10　股骨干

股内、外侧诸肌附着处。

A.2.10.1　体位

仰卧位。

A.2.10.2　定点方法

在股骨干内、外侧从股骨粗隆下到股骨髁上定出两排横向针距约为 4 cm 和纵向针距约为 2 cm 的纵向进针点群。（图 11）

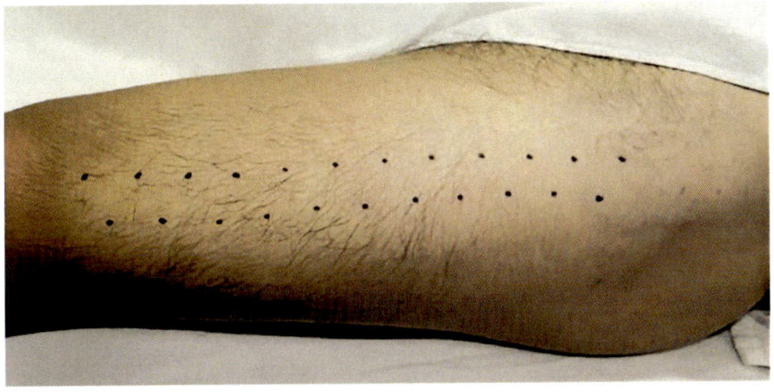

图 11

A.2.10.3　针刺操作

所有针均为直刺完全贯穿股骨干的内侧和外侧的骨膜。

A.2.11　膝前下方

髌尖粗面髌下脂肪垫附着处。

A.2.11.1　体位

仰卧伸膝位，如伸膝障碍者可于膝下垫一薄枕，使患者处于舒适体位。

A.2.11.2　定点方法

在髌骨下 1/2 段也就是髌尖粗面的边缘附着处下约 1 cm 部位，做出相应的针距约为 1 cm 成弧形向上开口的进针点群（16 ～ 20 个点）。（图 12）

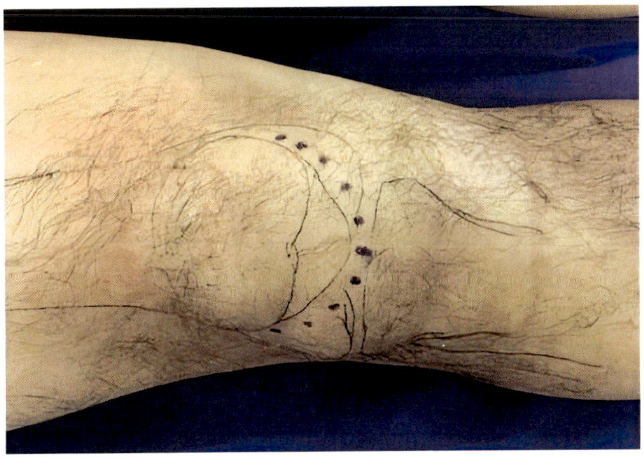

图 12

A.2.11.3　针刺操作

针沿髌骨下缘的进针点自前下方向后上方做斜刺，均以髌下脂肪垫髌尖粗面附着处为中心刺入直至粗面下缘，形成扇面状围刺。

A.2.12　膝内侧

股骨内上髁内收肌、腓肠肌等附着处。

A.2.12.1　体位

仰卧位或侧卧位。

A.2.12.2　定点方法

以收肌结节为中心点，做出相应的针距各约为 1 cm 的 8 ～ 10 个进针点群。（图 13）

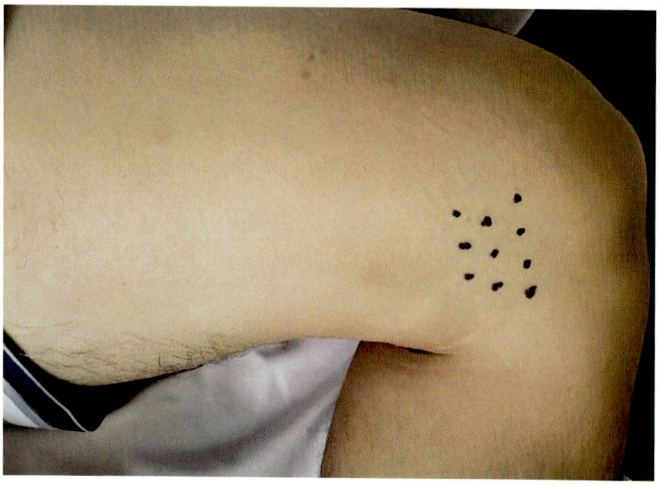

图 13

A.2.12.3　针刺操作

先对内上髁中央部行直刺或斜刺，再向内上髁前下方、下方和后方边缘包括内收肌结节在内的软组织附着处的骨膜下刺。

A.2.13　踝关节周围

A.2.13.1　踝外侧

腓骨长短肌腱鞘。

A.2.13.1.1　体位

侧卧屈膝位，暴露足踝部。

A.2.13.1.2　定点方法

沿腓骨外踝后下方的总腱鞘经过部位，点成一向前开口和针距约为 1 cm 的弧形进针点群。（图 14）

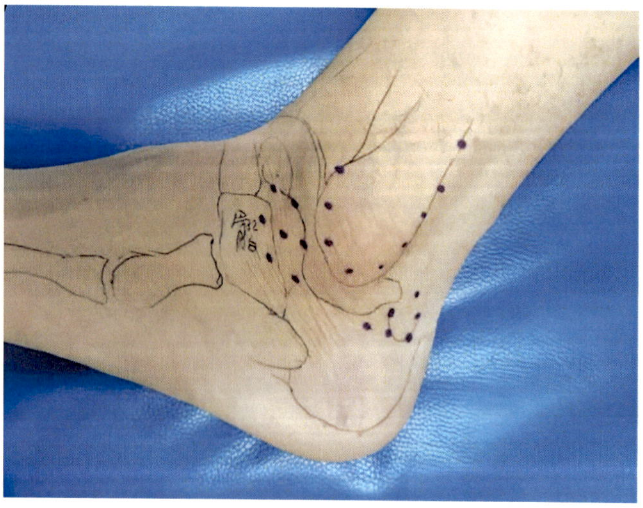

图 14

A.2.13.1.3　针刺操作

自上向下和自后向前做腱鞘内斜刺。

A.2.13.2　**踝前外方：**跗骨窦脂肪垫。

A.2.13.2.1　**体位**

侧卧位或仰卧位。

A.2.13.2.2　**定位方位**

在跗骨窦边缘画一圆圈，定一圆形进针点群。视跗骨窦大小，在窦内均匀定点，针距不宜过小，以 1 cm 左右为宜，避免加热时烫伤皮肤。（图 14）

A.2.13.2.3　**针刺操作**

跗骨窦周围各针均直刺窦周围骨面后小幅度提插并刺入窦内，窦内各进针点分别刺入跗骨窦底骨面，并小幅度提插，分别沿窦壁周围和针对窦内脂肪垫中央做直刺和斜刺，直至窦内的深部骨面。

A.2.13.3　**踝内侧：**胫骨后肌腱鞘。

A.2.13.3.1　**体位**

侧卧屈膝位。

A.2.13.3.2　**定点方法**

胫骨后肌腱在内踝后方和下方的内踝沟中通过处，沿腱鞘定出一向前开口和针距为 1 cm 的弧形进针点。（图 15）

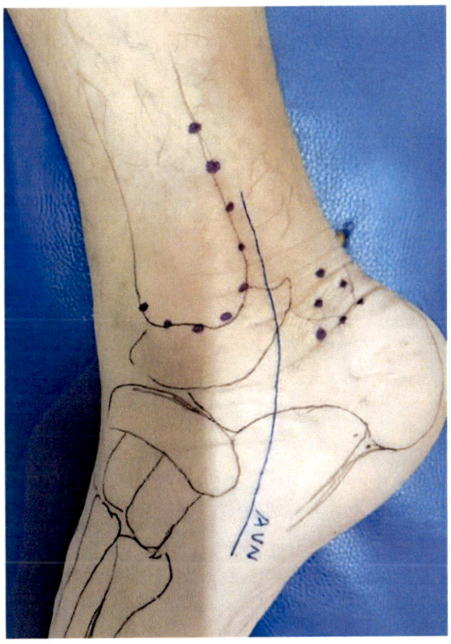

图 15

A.2.13.3.3　**针刺操作**

自上向下和自后向前做腱鞘内斜刺。

A.2.14　**枕颈后部**

项伸肌群在枕骨的枕外隆凸和上项线—项平面—下项线附着处。

A.2.14.1　**体位**

俯卧胸部垫枕，头前屈位。

A.2.14.2　**定点方法**

在枕外隆凸处定上排针第一点，然后沿上项线向两侧定针距为 1.5 ～ 2 cm 的进针点群。在第一排进针点群下方定排距约 2 cm，与上排进针点群中间点互补的进针点群。两侧定点可延伸至乳突部位。（图 16）

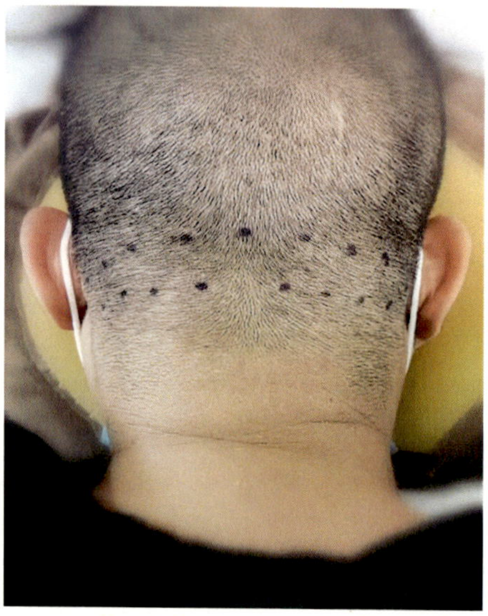

图 16

A.2.14.3 针刺操作

先于第一点及相邻左右两点进针，直刺入骨面后小幅度提插向下刺入软组织附着处不超过 2 cm，其他部位针刺不超过 2.5 cm。下排针针尖抵达骨面后由后下方向前上方斜刺直至项平面再小幅度提插至下项线。

A.2.15 颈椎棘突旁

项伸肌群在（颈 2 至胸 2）棘突—椎板—后关节附着处。

A.2.15.1 体位

俯卧头颈平直位。

A.2.15.2 定点方法

自颈 2 至颈 7 定内外两排进针点，排距约 2 cm，内排针定在颈椎棘突旁，外排针定在两内排进针点中间，针距 1.5 ～ 2 cm。（图 17）

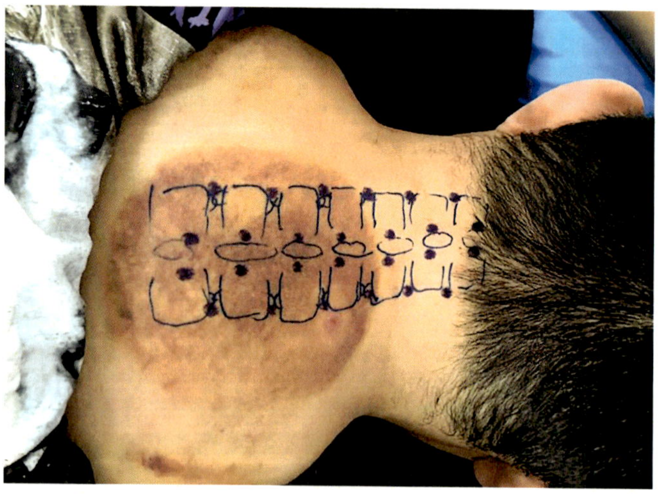

图 17

A.2.15.3 针刺操作

内排针直刺从棘突直至椎板寻找最敏感处，行小幅度提插。外排针由后外方向前内方斜刺至棘突与椎板的交界处后再小幅度向外偏上方提插至后关节突外侧。

A.2.16 胸脊柱段

背伸肌群在胸椎棘突—椎板—后关节的附着处。

A.2.16.1 体位

俯卧位。

A.2.16.2 定点方法

胸脊柱段的针刺一般采取分段针刺或分侧针刺的方法。分段针刺可将胸脊柱段分为上胸段和下胸段，分侧针刺是将胸脊柱段分左右两侧进行针刺。这样的方法可以避免或减少在针刺过程中产生难以忍受的胸闷、呼吸不畅等不适症状。在胸椎棘突旁连线上定针距 1.5 ～ 2 cm 的内排进针点群。外排进针点定在两内排进针点之间，排距约 2 cm。（图 18）

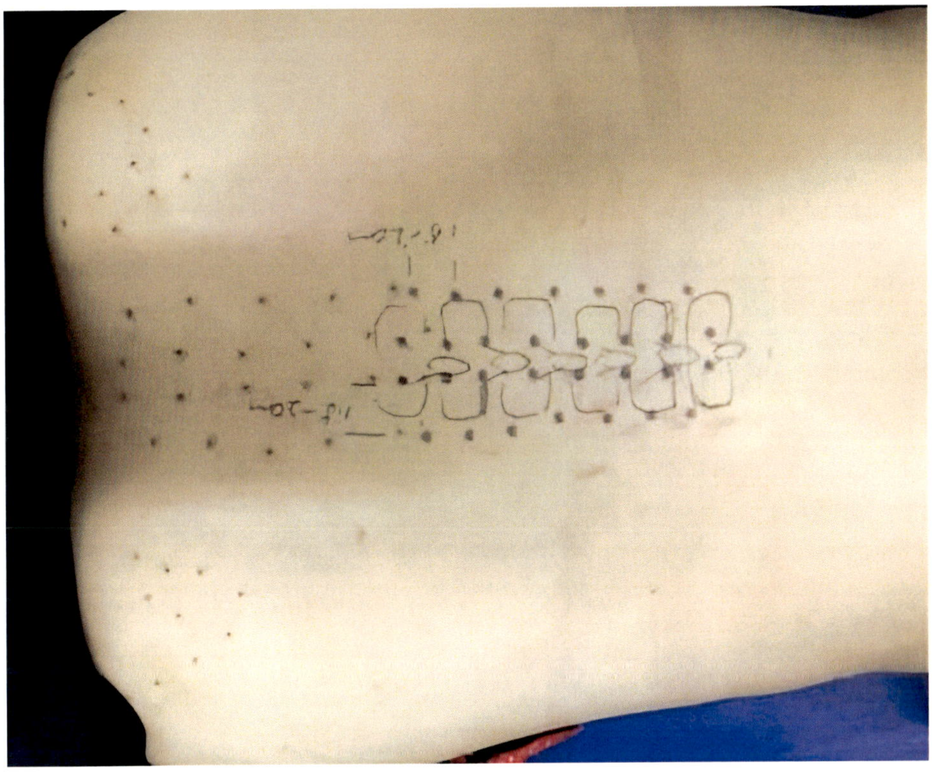

图 18

A.2.16.3 针刺操作

内排进针点垂直皮肤进针，直刺胸椎棘突骨面后，调整针体沿棘突向下直刺下一胸椎椎板，行小幅度提插法。外排针为向前内方斜刺至下一个脊椎的椎板内端后再小幅度向外偏上提插至后关节突外侧。

A.2.17 冈上窝

斜方肌、冈上肌、肩胛提肌的附着处。

A.2.17.1 体位

俯卧或侧卧位（治疗侧在上）。

A.2.17.2 定点方法

在肩胛冈上缘骨面直到肩峰以及肩胛骨内上角定出 12 ～ 14 个针距约为 1.5 cm 的进针点群。（图 19）

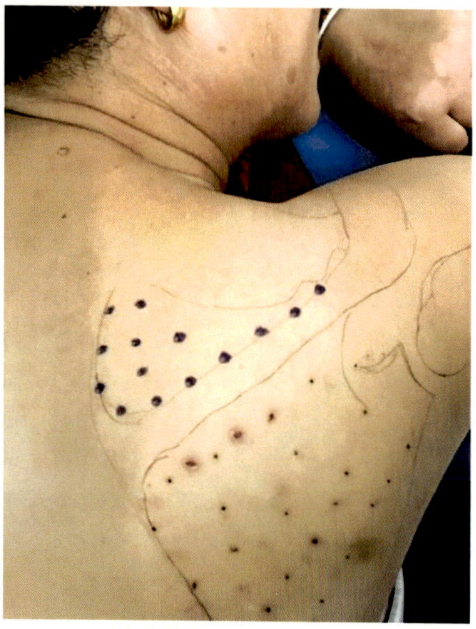

图 19

A.2.17.3 针刺操作

肩胛冈上缘进针点均直刺至骨面，再由后下方向前上方沿冈上肌在冈上窝附着处作纵向的骨膜下刺，深入程度以 2 cm 为限。

A.2.18 肩胛骨背面

冈下肌、小圆肌、大圆肌、肱三头肌附着处。

A.2.18.1 体位

患者俯卧位或侧卧位（治疗侧在上）。

A.2.18.2 定点方法

沿肩胛冈下缘—肩胛骨脊柱缘—肩胛骨外侧缘—肩胛下角—腋缘—肩胛盂下唇画出冈下窝轮廓。在肩胛冈下缘外侧定针距为 1.5 ～ 2 cm 的 6 个进针点，纵向沿肩胛骨内侧缘定针距为 1.5 ～ 2 cm 的 7 个进针点。腋缘和肩胛盂下唇定 9 ～ 11 个针距为 1.5 ～ 2 cm 的进针点群。在上述进针点群围成的区域内均匀定针距、排距均约为 1.5 cm 的进针点群。（图 20）

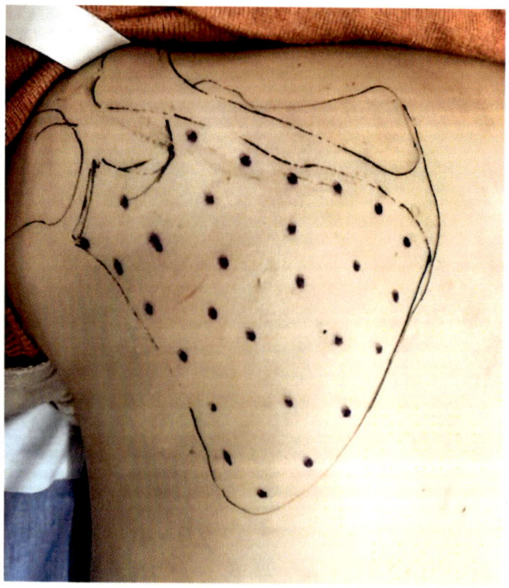

图 20

A.2.18.3　针刺操作

肩胛冈下缘和脊柱缘的进针点均采取由内向外沿冈下窝做广泛的骨膜下刺；腋缘和肩胛盂下唇的进针点应做直刺至骨面并小幅度向外提插直至完全贯穿其腋缘肌附着处；其余进针点群可行直刺或斜刺。

A.2.19　肘内侧

前臂屈肌群附着处。

A.2.19.1　体位

仰卧或侧卧位，前臂屈曲外展外旋放于床面上，使肘内侧完全暴露。

A.2.19.2　定位方法

在肱骨内上髁视压痛点范围定两排各 4 个弧形向上开口的进针点群。（图 21）

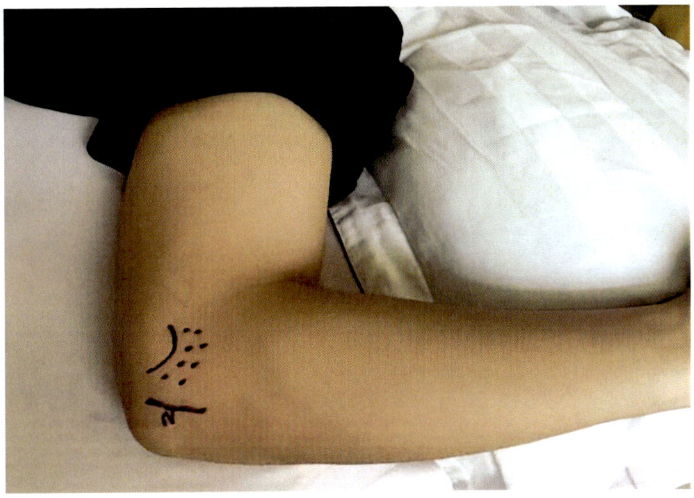

图 21

A.2.19.3　针刺操作

上排针直刺，下排针向肌附着处斜刺。

A.2.20　肘外侧

前臂伸肌群、肘关节囊附着处及桡骨环韧带所在部位。

A.2.20.1　体位

仰卧屈肘或俯卧前臂放于头前屈肘位。

A.2.20.2　定点方法

在肱骨外上髁做 5 ～ 8 个针距 1 ～ 2 cm 的弧形进点群；肱骨远端桡屈侧的关节囊附着处做 5 个针距约 1 cm 点，并画出一向内开口的联接线；再在相应桡骨环韧带的位置做针距为 1 cm 的 2 ～ 5 个横向进针点群。（图 22）

A.2.20.3　针刺操作

肱骨外上髁处视需要做向肌骨骼附着处直刺、平刺或斜刺。桡骨环韧带处可做直刺或斜刺。桡屈侧的关节囊处均行直刺。

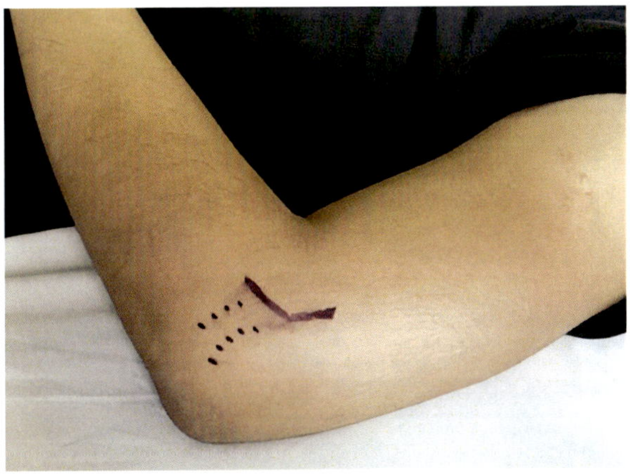

图 22

团　体　标　准

T/CMAM ZH1—2023

附录 B（资料性附录）
银质针针具材质、形状、型号及规格

2023-11-17 发布　　2023-12-17 实施

中国民族医药学会　发布

附录 B（资料性附录）
银质针针具材质、形状、型号及规格

B.1　银质针的材质：银质针主要由 80% 以上的白银和其他合金拉丝而成。

B.2　银质针的形状：由针尾、针柄、针身、针头构成，针头要求尖而不锐。

B.3　银质针的型号：针身粗 0.45 ～ 1.3 mm，最常用者为 1.1 mm，针柄统一长 6 cm，根据针身长度不同分有 4 种规格：Ⅰ号 24 cm；Ⅱ号 21 cm；Ⅲ号 18 cm；Ⅳ号 16 cm。

团　　体　　标　　准

T/CMAM ZH1—2023

附录 C（资料性附录）
针刺意外处理方法

2023-11-17 发布　　2023-12-17 实施

中国民族医药学会　发布

附录 C（资料性附录）
针刺意外处理方法

C.1 晕针的预防及处理方法

C.1.1 晕针的预防

C.1.1.1 要随时观察患者的反应，尤其在俯卧位时，注意患者的身体反应，要不断询问了解患者的身体状态。

C.1.1.2 如有胸闷、心悸、呼吸不畅、面色苍白、出冷汗等情况出现时，先停止治疗，迅速将针拨出。

C.1.2 晕针的处理

C.1.2.1 让患者平卧，头部放低，保暖。并予精神安抚，口服温开水。同时可针或按压人中穴、合谷穴、内关穴等。

C.1.2.2 严重者可给予吸氧或人工呼吸，或静脉注射 50% 葡萄糖溶液，或采取其他急救措施。

C.2 断针的预防及处理方法

C.2.1 断针的预防

C.2.1.1 使用过的银质针要认真检查、及时理针、纠正变形。如针身出现弯曲不能理直，且有明显成角痕迹者，须及时废弃。

C.2.1.2 医生操作时注意双手的协调性，操作时避免暴力。持针的位置不应在针身与针柄的连接处。

C.2.2 断针的处理

C.2.2.1 术者应保持冷静，避免患者紧张。

C.2.2.2 保持患者原有体位，如针体仍有裸露皮肤外，及时拔出。如针体已经没入皮肤，可试压下针旁皮肤借骨面将残针顶出，然后取针。如埋入过深，应采用外科手术取出。

C.3 出血的预防与处理方法

C.3.1 出血的预防

C.3.1.1 严格按照设计好的操作部位施针，熟悉局部解剖。

C.3.1.2 术前充分了解患者的身体状态，防止对禁忌证者施术。如有口服抗凝剂者，可在相关专科医师指导下停药 1 周后检查凝血功能正常后方可进行银质针疗法操作。

C.3.2 出血的处理

C.3.2.1 常规术后按压 3 ～ 5 分钟，尤其是臀旁、臀后、枕下、耻骨上下支及四肢末端等血管丰富处。

C.3.2.2 深部血肿

早期可用冷敷，48 小时后可用热敷。小血肿一般 1 ～ 2 周可自行吸收。但血肿较大时，可出现剧烈疼痛，可对症止血、止痛、脱水处理，如不消或继续增大，可切开引流并止血。如椎管内大出血，需行外科手术。

C.4 感染的预防

C.4.1 感染的预防

C.4.1.1 严格按无菌要求操作，出针后局部保持清洁，24 小时内针口不进水，以免针眼感染。但温针时的高温，使针眼周围会产生红斑或水泡，属于正常反应，可提前与患者说明。

C.4.1.2 如果局部红肿伴疼痛突然加剧，或伴全身发热、淋巴结肿大，则要注意感染的可能，应及时按感染处理。